# BEI GRIN MACHT SICH IHR WISSEN BEZAHLT

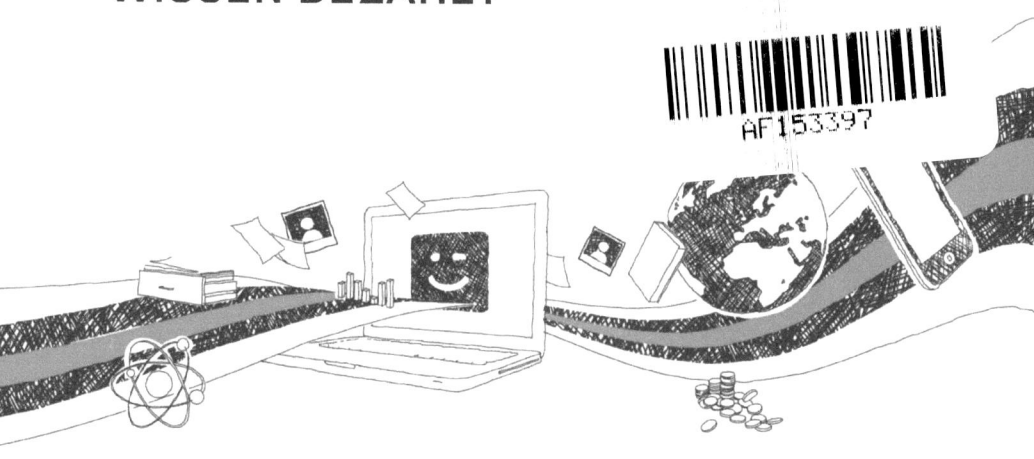

- Wir veröffentlichen Ihre Hausarbeit,
  Bachelor- und Masterarbeit

- Ihr eigenes eBook und Buch -
  weltweit in allen wichtigen Shops

- Verdienen Sie an jedem Verkauf

Jetzt bei www.GRIN.com hochladen
und kostenlos publizieren

GRIN ☺

# Enkokrine Organe und ihre Hormone. Schockspirale und Immunsystem

Xenia Rosewood

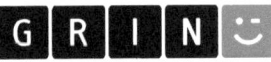

**Bibliografische Information der Deutschen Nationalbibliothek:**

Die Deutsche Nationalbibliothek verzeichnet diese Publikation in der Deutschen Nationalbibliografie; detaillierte bibliografische Daten sind im Internet über http://dnb.d-nb.de abrufbar.

ISBN: 9783346896810
Dieses Buch ist auch als E-Book erhältlich.

© GRIN Publishing GmbH
Trappentreustraße 1
80339 München

Druck und Bindung: Books on Demand GmbH, Norderstedt Germany
Gedruckt auf säurefreiem Papier aus verantwortungsvollen Quellen

Das Buch bei GRIN: https://www.grin.com/document/1367047

SRH Fernschule – The mobile University

Fachbereich 4 – Soziale Arbeit und Gesundheit

Studiengang Psychologie (B.Sc.)


Einsendeaufgabe - Sonderprüfung


Abgegeben am: 13.05.2021

# Inhaltsverzeichnis

# Abbildungsverzeichnis

**Genderhinweis**: Aus Gründen der besseren Lesbarkeit wird auf eine geschlechtsneutrale Differenzierung verzichtet. Entsprechende Begriffe gelten im Sinne der Gleichbehandlung grundsätzlich für beide Geschlechter. Die verkürzte Sprachform beinhaltet keine Wertung.

# Aufgabe 1

## Endokrine Organe und ihre Hormone

Die endokrinen Organe bilden zusammen das Endokrinium, welches neben dem vegetativen Nervensystem als eines der wichtigsten Kommunikationssysteme des Körpers zählt. Das endokrine System besteht aus den Organen des Körpers, die Hormone produzieren. Zahlreiche Vitalfunktionen im menschlichen Organismus werden durch die endokrinen Organe reguliert wie zum Beispiel der Wasser- und Elektrolythaushalt. Als weitere wichtige Funktionen zählen die Regulation des Stoffwechsels, des Wachstums und der Fortpflanzung (Vgl. Lüllmann-Rauch & Asan, 2019, S. 506). Diese Funktionen werden über sogenannte Regelkreise gesteuert, die nach dem Rückkoppelungssystem funktionieren. Besonders der Hypothalamus und die Hypophyse spielen eine übergeordnete Rolle (Vgl. Schweitzer, 2018, S. 84-85).

Die endokrinen Organe produzieren und schütten bestimmte Hormone aus, welche als überlebenswichtige Akteure im Organismus agieren. Je nach Hormon erfüllen sie verschiedene Aufgaben im Körper.

Anm. der Red.: Diese Abb. wurde aus urheberrechtlichen Gründen entfernt.

*Abbildung 1: Endokrines System (https://www.123rf.com/photo_83045014_stock-vector-male-endocrine-system-human-ana-tomy-human-silhouette-with-detailed-internal-organs-vector-illustrati.html)*

## Hypophyse

Eines der endokrinen Organe ist die Hypophyse, auch Hirnanhangdrüse genannt. Teilweise wird sie auch als Hauptdüse des neuroendokrinen Systems bezeichnet, da sie die Ausschüttung von Hormonen anderer Drüsen reguliert. Die Hypophyse ist circa 0,6 g schwer und befindet sich in der Grube der Unterseite des Gehirns. Ihre zentrale Aufgabe besteht darin, die hormonellen Funktionen im Körper zu koordinieren (Vgl. Klumbies, 2011, S. 118-119). Die Hypophyse gliedert sich in 2 Hauptanteile. Der eine Anteil ist die größere *Adenohypophyse* (Hypophysenvorderlappen auch als HVL abgekürzt), welche eine abgeschnürte Ausstülpung des primitive Rachendachs darstellt (Vgl. Spornitz, 2002, S.501). Der andere Anteil ist die *Neurohypophyse* (Hypophysenhinterlappen oder auch als HHL abgekürzt), welche eine Ausstülpung des Zwischenhirnbodens ist (Vgl. Spornitz, 2002, S.501).

Der Mittellappen der Hypophyse ist beim Menschen nur embryonal vorhanden, weshalb wir nicht, wie beispielsweise Chamäleons, unsere Farbe ändern können (Vgl. Kleine & Rossmarith, 2014, S. 283).

In der Adenohypophyse befinden sich „die Zellen, von denen adrenokortikotrophen, luteinisierenden und Follikel-stimulierenden, Schilddrüsen-stimulierendes Hormon, Wachstumshormon und auch Prolaktin freigesetzt werden" (Vgl. Kleine & Rossmarith, 2014, S. 283). Anders als bei der Schilddrüse oder der Nebenniere, wird in der Adenohypophyse nicht nur ein Hormon gebildet, sondern es werden verschiedene Hormone von den benachbarten Zellen freigesetzt. So kann zwischen verschiedene hormonbildende Zelltypen unterschieden werden. Es gibt die *adrenokortikotrophe Zellen* (ACTH), *somatotrophe Zellen* (STH), *laktotrophe Zellen* (LTH), *gonadotrophe Zellen* (FSH LH) und die *thyrotrophe Zellen* (TSH) (Vgl. Kleine & Rossmarith, 2014, S. 285).

Der größte Unterschied zwischen der Neurohypophyse hingegen der Adenohypophyse ist vor allem der Punkt, dass hier keine Hormone gebildet werden, sondern Hormone nur ausgeschieden werden. Statt Hormone zu bilden, enden hier die Axone aus den hypothalamischen Kernen, die Oxytocin und ADH produzieren.

Die Neurohypophyse ist ein Neurohämalorgan. Dies bedeutet, dass Zellen des Gehirns ihre Produkte in die Blutbahnen ausschütten, indem die Blut-Hirn-Schranke nicht vorhanden ist und die Hormone durch die fensterartigen Öffnungen in die Blutbahn gelangen. Diese neurosekretarischen Zellen schütten die Hormone Ozytozin und Vasopressin aus (Vgl. Kleine & Rossmarith, 2014, S. 286). Diese zwei Hormone ähneln sich zwar in der Struktur, jedoch nicht ihren Funktionen. Oxytocin regt bei Frauen die Kontraktion des Uterus während der Wehen und das Einschießen der Milch in der Stillzeit an. Allerdings wird auch bei jeder Art von angenehmen Hautkontakt wie z.B. durch Massieren oder Stillen Oxytocin ausgeschüttet (Prof. Dr. Ahmed A. Karim, 2015, S.48). Oxytocin steht in Zusammenhang mit psychischen Zuständen wie Liebe, Vertrauen, Ruhe und Stressreduktion in Zusammenhang (Vgl. Bartels & Zeki, 2003). Vasopressin andererseits fördert die Rückresorption von Wasser durch die Nieren. Dies bedeutet, dass besonders nachts Vasopressin ausgeschüttet wird, welches Erwachsenen und Kindern hilft ohne Bettnässen durchzuschlafen. Das Hormon hat auch Einfluss auf die Entstehung von Durstgefühlen und die Steuerung des Wasserhaushalts im Körper. Zudem schüttet die Hypophyse Somatotropin (STH) und das adrenocorticotrope Hormon (ACTH) aus. Somatotropin wird während des Schlafes produziert und ist ein Wachstumshormon, weshalb in der Pubertät am meisten STH ausgeschüttet wird. Das adrenocorticotrope Hormon (ACTH) hingegen wird bei chronischem Stress von der Hypophyse ausgeschüttet und veranlasst, die Nebennierenrinde Cortisol auszuschütten (Vgl. Prof. Dr. Ahmed A. Karim, 2015, S. 48) .

# Schilddrüse

Die Schilddrüse zählt ebenfalls zu den endokrinen Organen unseres Körpers, also zu den Organen, die Hormone produzieren und ins Blut ausschütten. Die Schilddrüse liegt im Hals, kurz unter dem Kehlkopf vor der Luftröhre und besteht aus einem linken und einem rechten Lappen sowie einem Mittelteil. Trotz ihres geringen Gewichts von circa 20 – 25 g, bei einem Erwachsenen, ist die Schilddrüse sehr bedeutsam. Sie beeinflusst unseren gesamten Organismus wie das Herz-Kreislauf-System, Verdauung, Knochenaufbau und teilweise sogar die Psyche. Dies liegt an den verschiedenen Hormone, die die Schilddrüse ständig produziert, speichert und ausschüttet (Vgl. Lüllmann-Rauch & Asan, 2019, S. 527-528 ).

Die Schilddrüse produziert Thyroxin (T4) und Trijodthyronin (T3). Diese Hormone wirken unter anderem auf das Herz-Kreislauf-System und den Magen-Darm-Trakt.

Zur Produktion dieser Hormone benötigt die Schilddrüse neben Eisen und Selen vor allem Jod, welches sie in Form von Iodid aus dem Blut erhält. Zwar benötigt der Körper nur geringe Mengen an Jod, es ist jedoch essentiell wichtig, da er es nicht selbst herstellen kann. In der Schilddrüse werden die Hormone auf Vorrat gebildet und in den Zellen abgespeichert. Daher ist es wichtig, dass wird ausreichend Jod mit der Nahrung aufnehmen, damit die Schilddrüse ihre Funktion voll erfüllen kann.

Kommt es zu einer Schilddrüsenüberfunktion, dies bedeutet, dass die Schilddrüse zu viel T 3 und T4 produziert, führt dies zu einer Beschleunigung des Stoffwechsels, teilweise zu Durchfall, sowie zu erhöhter Pulsfrequenz, Herzrasen und Schweißausbrüchen sowie zahlreichen anderen Symptomen (Vgl. Faller, Schünke & Schünke, 2020, S.217).

Bei einer Schilddrüsenunterfunktion andererseits kann bei geschlechtsreifen Frauen der Menstruationszyklus ausfallen und somit der Eisprung und bei einem erwachsenen Mann kann sie zu Potenz- und Libidoverlust sowie eine Verkleinerung der Hoden führen. Allgemein kommt es zu einer Verlangsamung von Stoffwechsel und Wachstum, zu einer verminderten geistigen Leistungsfähigkeit und häufig zu Verdickung und Schwellung der Haut (Vgl. Faller, Schünke & Schünke, 2020, S. 224). Dies zeigt die Notwendigkeit, dass im Blut immer die exakt benötigte Menge eines bestimmten Hormons vorhanden ist, nicht zu viel und nicht zu wenig (Vgl. Faller, Schünke & Schünke, 2020, S.217).

## Nebenschilddrüse

Die Nebenschilddrüsen sind vier relativ kleine endokrine Drüsen, die in Paaren auftreten. Somit sind insgesamt vier Nebenschilddrüsen im menschlichen Organismus vorhanden. Im gesunden Zustand beträgt das Gewicht einer einzelnen Drüse circa 40 mg bei einer Größe einer Linse. Die Nebenschilddrüsen liegen an der Rückseite der Schilddrüse. Der Name kommt durch die lokale Nähe zur Schilddrüse, jedoch steht sie funktionell in keinem Zusammenhang mit dieser (Vgl. Lüllmann-Rauch & Asan, 2019, S. 531).

Die Aufgabe der Nebenschilddrüsen ist das Produzieren der sogenannten Parathormone (PTH), welche wichtig für die gleichbleibende Einstellung der Calcium-Konzentration in den Extrazellulärflüssigkeiten ist, somit sind die Knochen und die Niere die wichtigsten Zielgewebe von PTH (Vgl. Lüllmann-Rauch & Asan, 2019, S. 531). Vor allem für den Knochenaufbau ist das PTH von enormer Bedeutung. Das Parathormons kontrolliert die Kalziumausscheidung, indem Kalzium verlagert wird. So gelingt es, das Kalzium-Konzentrat im Blutplasma zu jeder Zeit ausreichend vorhanden ist. Kommt es dazu, dass die Konzentration einen gewissen Wert unterschreitet, schütten die Nebenschilddrüsen PTH vermehrt aus.

Kommt es zu einer Überfunktion der Nebenschilddrüsen, auch Hyperparathyreoidismus genannt, steigt der Kalziumspiegel im Blut an und über den Urin geht verstärkt Phosphat verloren. Zu den Symptomen gehören meist Knochenschmerzen, Müdigkeit und Abgeschlagenheit. Außerdem können auch hoher Blutdruck, gesteigertes Durstgefühl und häufiges Wasserlassen, Verstopfung und Gewichtsverlust Anzeichen für eine Nebennierenüberfunktion sein (Vgl. Dr. Alexandra Kirsten, 2013). Es können fünf Formen des Hyperparathyreoidismus unterschieden werden. Beim sekundären Hyperparathyreoidismus ist der Regelkreis an der Niere oder im Gastrointestinaltrakt aufgetrennt, beim quartären Hyperparathyreoidismus an der Niere und bei der primären, tertiären oder quintären Form an der Stelle der Epithelkörperchen (Vgl. Dr. Alexandra Kirsten, 2013). Charakteristisch für eine primäre Überfunktion der Nebenschilddrüse sind ein erhöhter Kalziumwert, ein erniedrigter Phosphatwert und ein hoher Parathormonspiegel. Bei einem sekundären Hyperparathyreoidismus hingegen ist der Kalziumspiegel meist erniedrigt und der Parathormonspiegel sehr hoch.

# Nebenniere

Die Nebennieren treten paarmäßig auf und sitzen auf dem oberen Pol der Nieren. Das Gesamt-
gewicht der gesunden Nebennieren beträgt ca. 10g. Die Nebenniere besteht aus Rinde und
Mark. Das Nebennierenmark ist entwicklungsgeschichtlich von gleicher Herkunft wie das sym-
pathische Nervensystem, und ist aus dem Ektoderm, auch äußeres Keimblatt genannt, hervor-
gegangen (Vgl. Spornitz, 2002, S. 517). Die Rinde lässt in drei Zonen einteilen und bildet
Steroidhormone. Die Rinde macht die Hauptmasse des Organs aus und besteht aus Ballen und
Strängen von Epithelzellen.

Die Zellen sind räumlich von außen nach innen wie folgt aufgebaut: Zona glomerulosa, Zona
fasciculata, Zona reticularis (Vgl. Lüllmann-Rauch & Asan, 2019, S. 5221-522). Die Zona glomerulosa beschreibt eine schmale Schicht unter Kapsel, in welcher die Zellen relativ klein sind
und sich in rundlichen Ballen anordnen. Sie enthalten nur wenige Lipidtröpfchen. Die Zona
fasciculata sondert vor allem Glucocorticoide ab und nimmt beim Erwachsenen den größten
Teil der Rinde ein. Bei der Zona fasciculata sind die Zellen radiär angeordnet und enthalten ein
hohes Maß an Lipidtröpfchen. Die Zona reticularis sondert überwiegend Androgenvorstufen
und kleinere Mengen von Glucocorticoiden ab. Die Zellen sind in netzartigen, verzweigten
Strängen angeordnet. Im Vergleich zur Zona fasciculata sind die Zellen kleiner und enthalten
weniger Lipidtröpfchen aber dafür viele Lipofuszingranula (Vgl. Lüllmann-Rauch & Asan,
2019, S. 5221-522).

Die Nebennieren produzieren das Hormon Cortisol, welches vor allem bei Stress in erheblichen
Mengen ausgeschüttet wird. Es reguliert den Blutdruck und den Herzschlag. Außerdem unterdrückt Cortisol das Immunsystem, weshalb Menschen mit chronischem Stress leichter Entzün-
dungskrankheiten bekommen können (Vgl. Prof. Dr. Ahmed A. Karim, 2015, S. 50). Zudem
wird für den Organismus Glukose produziert, wobei Eiweiß, Fett und Zucker verwertet werden.
So kann der Blutzuckerspiegel gesenkt werden und das Gehirn kann schnell auf verwertbare
Energie zugreifen. Cortisol beeinflusst auch weitere Stoffwechselvorgänge, wie die Knochen-
bildung sowie der Fettgewebs- und Eiweißstoffwechsel (Vgl. Berufsverband Deutscher Internisten e.V, 2020).

# Fazit

Die endokrinen Organe und das damit zusammenhängende Hormonsystem leisten einen essentiellen Beitrag zur Funktionalität des menschlichen Körpers. Die verschiedenen Hormone haben unterschiedliche Aufgaben, welche das gesamte körperliche Spektrum von der Fortpflanzung über das Wachstum bis hin zum Stoffwechsel und Stressempfinden umfasst. Somit kann sich eine eventuelle Über- oder Minderproduktion eines bestimmten Hormons sowohl auf das physische oder auch auf das psychische Wohlbefinden des Menschen auswirken. Unvorteilhafter Weise ist das Hormonsystem aufgrund der hohen Komplexität der zeitgleich ablaufenden Prozesse naturgemäß recht anfällig für Dysfunktionen. Die Aufrechterhaltung oder auch Wiederherstellung eines hormonellen Gleichgewichts ist für den Menschen von enormer Bedeutung. Dies kann, je nach Schweregrad, teilweise medikamentös, durch bestimmte Ernährungsformen oder auch durch Sport erreicht werden.

# Aufgabe 2

Das Herz-Kreislaufsystem ist ein hochkomplexes System des menschlichen Organismus, welches die wichtigsten Funktionen steuert. So kann beispielsweise eine akute Unterbrechung der Blutzirkulation, schon innerhalb von wenigen Sekunden zur Bewusstlosigkeit und nach drei bis acht Minuten zu irreversiblen Schädigungen des zentralen Nervensystems mit Todesfolge führen. Die wichtigste Funktion des Herz-Kreislaufsystems besteht darin, die Durchblutung des gesamten Körpers sicherzustellen. Die Zellen des Körpers werden kontinuierlich mit Sauerstoff und Nährstoffen versorgt, mithilfe dessen die Organe sowie das Gewebe ihre jeweiligen Aufgaben durchführen können. Zudem werden bestimmte Abfallstoffe wie etwas Kohlendioxid wegtransportiert (Albus & Haass, 2020, S. 2). Das Herz-Kreislaufsystem lässt sich in den *Körperkreislauf* und den *Lungenkreislauf* untergliedern. Diese beiden Kreisläufe werden durch das Herz verbunden, welches auch als Zentrum des Herz-Kreislaufsystems bezeichnet werden kann. Der Lungenkreislauf sorgt für die Durchblutung der Lunge und damit der Sauerstoffanreicherung des Blutes, während der Körperkreislauf der Versorgung der anderen inneren Organe, der Haut und des muskulo-skelettalen Systems dient. Die Blutgefäße, die Blut aus den Organen zum Herzen zurück transportieren, werden als Venen bezeichnet. Die Gefäße die Blut vom Herzen zu den verschiedenen Organen leiten, werden Arterien genannt (Albus & Haass, 2020, S. 2). Damit das Blut leicht durch die Gefäße transportiert werden kann, ist es förderlich, wenn diese nicht durch Ablagerungen an ihren Wänden verengt sind, damit eine gewisse

Elastizität bestanden bleibt. Diese Elastizität gilt als Maß, wie leicht die Lungen gedehnt werden können und wird als Compliance bezeichnet (Davies & Moores, 2017, S.33). Der *Körperkreislauf* wird auch großer Kreislauf bezeichnet und sorgt, wie zuvor erwähnt, für die Versorgung der inneren Organe, des Gehirns, der Haut und den Muskeln mit Sauerstoff und Nährstoffen. Der Körperkreislauf beginnt mit dem Pumpen von Blut durch die Aorta in die Arterien. Diese Arterien werden immer dünner, je mehr sie sich verzweigen und können auch als Arteriolen bezeichnet werden. Die kleinsten Gefäße heißen Kapillaren. Dort findet die Abgabe von Nährstoffen sowie Sauerstoff an das Körpergewebe statt. Zum Schluss wird das Blut über die Venen zurück in das Herz gepumpt (Richter, 2015, S. 506).

Der *Lungenkreislauf* ist auch als kleiner Kreislauf bekannt. Er hat die Funktion das sauerstoffarme Blut über die Lungenarterie in die Lunge zu transportieren, wo es dann wieder mit Sauerstoff angereichert wird. Außerdem wird das schädliche Kohlenstoffdioxid wieder ausgeatmet. Nach der Anreicherung mit Sauerstoff und der Abgabe von Schadstoffen fließt das Blut dann über die Lungenvenen zur linken Herzhälfte, wo dann der Körperkreislauf einsetzt (Richter, 2015, S. 506).

## Modell der Schockspirale

Der Begriff *Schock* definiert in der Medizin ein Missverhältnis zwischen Sauerstoffangebot und Sauerstoffbedarf im Gewebe. Dabei kommt es durch Mikrozirkulationsstörungen zu einer Minderversorgung der Zellen mit Sauerstoff und anderen Nährstoffen, wodurch sich die Fließeigenschaften des Blutes verändert (Vgl. Kretz, Schäffer & Terboven, 2016, S.305). Ein Herz-Kreislauf-Schock ist ein absoluter Ausnahmezustand des Körpers. Bei einem Kreislaufschock werden nur noch die lebenswichtigen Organe ausreichend mit Blut und somit Sauerstoff versorgt. Dies geschieht dadurch, dass der Sauerstoff aus den peripheren Kapillargefäßen in die Körpermitte transportier wird. Dadurch soll erreicht werden, dass der Blutdruck im Zentrum stabilisiert wird, dafür jedoch das Gewebe der Peripherie stark unterversorgt ist. Sinkt der Sauerstoffgehalt mehr und mehr, so erhalten auch schließlich die Organe nicht mehr ausreichend Sauerstoff und es besteht Lebensgefahr (Vgl. Adam, 2019). Wegen der geringeren Versorgung mit Sauerstoff können wichtige Stoffwechselendprodukte wie z.B. Laktat, nicht mehr abtransportiert werden und lagern sich stattdessen ab, weshalb dieser Zustand auch als Übersäuerung bezeichnet wird (Vgl. Adam, 2019). Im weiteren Verlauf tritt Flüssigkeit vermehrt ins Gewebe, weshalb der Blutdruck der betroffenen Person stark fällt. Somit wird die Sauerstoffversorgung des Körpers immer schlechter und der Kohlenstoffdioxidgehalt des Blutes nimmt vermehrt zu. Kommt es zu Blutstau in den kleinen Kapillaren entstehen gefährliche Gefäßverschlüsse, die auch als Mikrothromben bezeichnet werden. Hat diese Schockspirale einmal begonnen, kann diese ohne medizinische Hilfe nicht mehr aufgehalten werden und es kommt zu einem Multiorganversagen, was dann tödlich für den Betroffenen endet. Ein Herz-Kreislauf-Schock sollte somit niemals unterschätzt werden (Vgl. Adam, 2019).

Anm. der Red.: Diese Abb. wurde aus urheberrechtlichen Gründen entfernt.

*Abbildung 2: Schockspirale (Georg Thieme Verlag, 2020).*

## Arten des Herz-Kreislaufschocks

Je nach individuellem Auslöser wird die jeweilige Art eines Herz-Kreislaufschocks differenziert. Laut Schweitzer lassen sich drei Hauptformen hinsichtlich der Ursachen für einen Kreislaufschock unterscheiden (Vgl. Schweitzer, 2018, S.184). Ein *kardiogener Schock*, hat wie der Name bereit erahnen lässt, kardiogene Ursachen. Ein solcher kardiogener Schock tritt bei Herzversagen, Herzinfarkt, Kammerflimmern, einer akuten Mykarditis oder einer akuten Klappeninsuffizienz ein. Teilweise kann auch eine Lungenembolie Ursache für einen kardiogenen Schock sein. Bei dieser Art von Schock ist meist das Herz schon vorbelastet, wodurch die Pumpkraft des Herzens häufig schon stark vermindert ist. Besonders kritisch daran zeigt sich, dass das Herz der Ursprung ist und somit oft nicht mehr in der Lage ist, eine hinreichende Menge Blut in den gesamten Körper gelangen zu lassen. An dieser Stelle beginnt die *Schockspirale*. Das Herz ist nicht fähig die Organe sowie das Gewebe ausreichend zu durchbluten, wodurch ein Mangel an Sauerstoff und Nährstoffen entsteht (Vgl. Schweitzer, 2018, S. 185 )

Die häufigste Art von Schock ist der *distributive Schock*. Verursacht wird dieser durch eine relative Hypovolämie, dies bedeutet die Verminderung der zirkulierenden, also sich im Blutkreislauf befindenden Menge Blut oder Plasma. Die Organe erhalten keine hinreichende Menge an Sauerstoff, da die Blutgefäße extrem geweitet sind und somit mehr Blutvolumen transportieren. Ein weiterer Grund ist eine erhöhte Gefäßpermeabilität mit Volumenverschiebung in das Interstitium, auch Kapillarleck oder Capillary Leak genannt (Vgl. Jacko, Wunderl, Tharmaratnam, Schebler, Hossfeld, Gässler, 2021). Das Flüssigkeitsvolumen verteilt sich auf ungleichmäßige Weise im Körper, wodurch das natürliche Gleichgewicht gestört ist. Dadurch kommt es zu einem fallenden Blutdruck, welcher zu einem septischen oder anaphylaktischen Schock führt. Dies geschieht anders als bei einem kardiologischen Schock nicht durch eine Vorerkrankung des Herzen, sondern häufig durch eine Überdosierung mit Drogen oder einer bestehenden Allergie (Vgl. Standl, Annecke, Cascorbi, Heller, Sabashnikov, Tesek, 2018).

Der *Hypovolämische Schock*, ist meist auf eine Unterversorgung des Herzens mit Blut zu führen und unterscheidet sich dadurch erheblich von dem Distributiven Schock, da dieser bei einem Überschuss von Flüssigkeit entsteht. Bei einem hypvlämischen Schock, wird der Schock durch den akuten Flüssigkeitsverlust ausgelöst, der bei circa über 20% liegt. Bis etwa 20% ist ein Flüssigkeitsverlust bei einem gesunden Erwachsenen noch unproblematisch, da der Körper dies meist noch eigenständig kompensieren kann. Liegt der Flüssigkeitsverlust jedoch darüber, dann reagiert der Körper mit einem Schock. Diese Art von Schock entsteht häufig nach großen Blut- oder Plasmaverlusten, wie beispielsweise bei starkem Erbrechen, ausgeprägter Diarrhoe oder starken Verbrennungen (Vgl. Schweitzer & Schröder, 2018, S. 90-91).

Darüber hinaus gibt es den *septischen Schock*, der immer nur in Verbindung mit einer vorausgegangenen Blutvergiftung beziehungsweise Infektion auftritt. Er wird durch einen Krankheitserreger in der Blutbahn des Betroffenen ausgelöst, gegen den sich das Immunsystem nicht genügend schützen konnte. Es kommt zu beschleunigter Herz- und Atemfrequenz, einer erhöhten Körpertemperatur, einem Anstieg der Leukozyten im Blut sowie einer Ödembildung bei Blutdruckabfall (Vgl. Schweitzer, 2010, S. 148-150). Ist ein Mensch von einem septischen Schock betroffen, hyperventiliert er, da er einen erniedrigten arteriellen pO2 besitzt (Vgl. Kretz, Schäffer & Terboven, 2016, S.308). Der Körper schüttet immer mehr Botenstoffe aus, mit denen die Blutbahn überflutet wird, um alle Organe und Körpergewebe weiterhin reichlich mit Blut zu versorgen. Dieses Ausmaß überfordert jedoch das Herz und die inneren Organe. Bestimmte Personengruppen sind besonders für eine Sepsis und somit einen septischen Schock gefährdet. Dazu gehören allgemein alle Personen, deren Immunsystem nicht vollkommen gesund ist oder Menschen, die großen Mengen von Erregern ausgesetzt sind. Von einem septischen Schock Betroffene überleben meist, erleiden jedoch meist Langzeitschäden, die zum Beispiel durch die Unterversorgung von besonders empfindlichen Organen entstanden sind (Vgl. Schweitzer, 2010, S. 148-150).

Als weiterer Auslöser einer Schockspirale gilt der *Anaphylaktische Schock*. Diese Form von Schock stellt die schwerste Form einer allergischen Reaktion dar. Bei einem anaphylaktischen Schock setzt der Körper eine enorme Menge an Histamin frei. Dadurch kommt es zu einer „Gefäßweitstellung mit relativem Flüssigkeitsmangel, Blutdruckabfall, Abnahme des

Herzminutenvolumens und Verengung der Bronchien" (Vgl. Bierbach, 2013, S.495). Infolge-dessen kommt es zu einer akuten Atemnot, die der Körper mit einer erhöhten Herzfrequenz versucht auszugleichen. Dadurch wird dann eine Schockspirale ausgelöst und das Blutvolumen sinkt. Bei einem extremen septischen Schock verstirbt die betroffene Person innerhalb weniger Minuten an einem Herz- und Atemstillstand (Vgl. Bierbach, 2013, S. 495). Zu den Allergenen zählen häufig Medikamente wie z.b. Antibiotika oder Neuraltherapeutika aber auch Insekten-oder Schlangengifte. Außerdem gibt es noch Schock-Sonderformen wie den *Neurogenen Schock* und den *Hypoglykämischen Schock*.

Allgemein lässt sich feststellen, dass jede Art von Schock eine medizinische Ausnahmesitua-tion darstellt und sofortige medizinischer Behandlung benötigt, um langzeitige schwerwie-gende Folgen oder sogar eine Lebensbedrohung zu verhindern.

## Symptomatik des Herz-Kreislauf-Schocks

Die Symptome eines Herz-Kreislauf-Schocks sind meist sehr auffällig. Bei den Betroffenen kommt es zu Hautveränderungen. Ihre Haut wird häufig kalt und feucht, färbt sich blau oder wird bleich. Der Blutdruck fällt, was zu Teilnahmelosigkeit, Schläfrigkeit und Verwirrtheit füh-ren kann. Die Atmung ist schnell und es kommt zu Herzrasen. Die betroffene Person findet das Atmen allgemein als immer schwerer. Der Blutdruck fällt meist so weit, dass er mit einer Blut-druckmanschette nicht mehr gemessen werden kann und der Puls kann mit der Hand nicht mehr ertastet werden. Wird die Ursache des Herz-Kreislauf-Schocks nicht schnell genug erkannt und behandelt, fällt der Betroffene in ein Koma und kann sterben.

Anm. der Red.: Diese Abb. wurde aus urheberrechtlichen Gründen entfernt.

*Abbildung 3: Herz-Kreislauf-System, Blutdruckexperte (https://www.blutdruck-experte.de/blutdruck/herz-kreislauf-system)*

## Fazit

Der Herz-Kreislauf-Schock ist ein lebensbedrohlicher Zustand. Bei einem solchen Schock wer-den nur noch die wichtigsten Organe weiterhin mit Blut versorgt. Nach und nach versagen je-doch alle Organe, was auch als Mulitorganversagen bezeichnet wird, da die Sauerstoffversor-gung enorm verringert wird. Dies führt dann dazu, dass der Kreislauf letztendlich kollabiert.

Der Blutdruck des Betroffenen ist allerdings ungewöhnlich niedrig. Da der Körper mit immer weniger Sauerstoff versorgt wird, müssen Prioritäten gesetzt werden, weshalb das Blut in das Zentrum gepumpt und den peripheren Körperteilen entzogen wird. Diese Spirale ist ab einem gewissen Punkt nicht mehr aufzuhalten und durch die Blutungen entstehen sogenannte Mikrothromben an den verschiedenen Körperstellen. Bekommen die Betroffenen nicht sofortige medizinische Hilfe führt die Schockspirale zum Tod. Es kann zwischen drei Hauptformen des Kreislaufschocks unterschieden werden. Dazu zählen der kardiogene Schock, der distributive Schock und der Hypovolämische Schock. Außerdem gibt es noch den septischen Schock als Sonderfall. Da die Ursachen und Symptome dieser Schocks sehr verschieden sind, muss auch die entsprechende Therapie an den jeweiligen Schock angepasst werden. Allgemein ist der Schock ein Zeichen für eine bestimmte Unverträglichkeit eines Allergens oder eine bestimmte Erkrankung und darf niemals unterschätzt werden. Das Sterblichkeitsrisiko der betroffenen Person nimmt mit der Zahl der betroffenen Organe zu und ältere Menschen haben ein höheres Risiko an einem Herz-Kreislauf-Schock zu versterben.

# Aufgabe 3

## Immunsystem

Das Immunsystem ist das körperliche Abwehrsystem und bekämpft in den Körper eingedrungene Mikroorganismen wie beispielsweise Viren, Pilze, Bakterien, Würmer und deren Toxine. Es ist ein komplexes Netzwerk, das aus verschiedenen Organen, Zelltypen und Molekülen besteht. Die Aufgabe des Immunsystems besteht darin, die eigenen Organismen von fremden Substanzen, eigener fehlerhaft gewordener Zellen sowie eingedrungenen Mikroorganismen unterscheiden zu können (Vgl. Lang & Verrey, 2005, S. 539).

Es reinigt den körperlichen Organismus von virusinfizierten und entarteten Zellstrukturen. Dabei muss das Immunsystem sehr präzise vorgehen, was durch verschiedene Wirkmechanismen und dem netzartigen Aufbau gelingt. Um den Organismus zu schützen, wird eine Immunreaktion ausgelöst. Diese können in unspezifische und spezifische Immunreaktionen differenziert werden. Das unspezifische System steht dem Körper schon von Geburt an zur Verfügung, während das spezifische System, eine erworbene Immunantwort beschreibt. Zudem kann eine primäre Immunreaktion von einer sekundären Immunreaktion differenziert werden. Bei der

Effektivität des Systems kommt auch der psychischen Verfassung der Person eine wichtige Rolle zu. So wird das Immunsystem beispielsweise bei chronischem Stress unterdrückt (Vgl. Prof. Dr. Ahmed A. Karim, 2015, S.64).

Allgemein besteht das menschliche Immunsystem aus verschiedenen Elementen, die sich in mechanische und biochemische Barrieren, zelluläre und humorale Bestandteile unterteilen lassen. Die Haut, Schleimhaut, Augen, Atemwege, Mundhöhle, Magen und Magensäure, Darm und Harntrakt zählen zu den mechanischen und biochemischen Barrieren und gelten als erste Verteidigungsbarriere. Sie sorgen dafür, dass die Erreger erst gar nicht in den Körper eindringen können. Dies gelingt durch sogenannte Kollagene, die einen besonders engen Zellverbund darstellen (Vgl. Rink, Kruse & Haase, 2012, S.39-40). Die zellulären Barrieren sind in Blut und bestimmten Geweben wie Makrophagen, Granulozyten sowie T- und B-Lymphozyten (Vgl. Bilsing, Börstler, Dietze & Firtzlaff, 2015, S.294-295). Das humorale Immunsystem besteht nicht aus Zellen, sondern aus Plasmaproteinen, wie beispielsweise Antikörper und Interleukin.

## Immunreaktion

Die Immunreaktion, auch Immunantwort genannt, beschreibt die Reaktion des Immunsystems auf fremde Zellen oder Substanzen wie beispielsweise Allergene, Bakterien, Parasiten, Pilze, Tumorzellen oder Viren sowie Toxine. Treten solche Fremden Zellen oder Substanzen über die Atemwege, Schleimhäute oder Wunden in den menschlichen Organismus ein, muss dieser darauf reagieren. Hat der Körper die fremden Reize als Gefahr identifiziert, wird eine Reaktion des Immunsystems ausgelöst.

Es kann zwischen der *angeborenen Immunreaktion*, welche im Erbgut repräsentiert ist, und der *erworbenen Immunreaktion*, welche vom Immunsystem erworben ist, unterschieden werden.

Die *angeborene Immunität* beruht auf Mechanismen, die dem Organismus sofort zur Verfügung stehen, um Krankheitserreger zu bekämpfen. Dabei kommen zelluläre und humorale Mechanismen zum Einsatz. Es gilt als erste Verteidigungslinie gegen den Krankheitserreger. Zu den zellulären Bestandteilen des angeborenen Immunsystems zählen insbesondere neutrophile, eosinophile und basophile Granulozyten, Makrophagen, Monozyten und Mastzellen (Vgl. Gulbins & Lang, 2005, S. 539). Werden Krankheitserreger erkannt, aktiviert das Immunsystem Gewebezellen wie beispielsweise Makrophagen, Mastzellen, Fibroblasten oder Epithelzellen. Daraufhin sezernieren diese Zellen verschiedene Mediatoren, die verschiedene andere Zellen des Immunsystems anlocken und aktivieren (Vgl. Gulbins & Lang, 2005, S. 539). Dabei ist der

Deaktivierungs-Prozess des Erregers unterschiedlich je nach Zellart. Makrophagen phagozytieren beispielsweise die Erreger und verdauen diese intrazellulär.

Die *erworbene Immunreaktion* wird auch als *spezifisches* oder *adaptives Immunsystem* bezeichnet. Anders als bei dem angeborenen Immunsystem schützen nicht Barrieren oder allgemeine Abwehrmechanismen, sondern der Erreger wird an bestimmten Eigenschaften erkannt und mithilfe einer spezifisch angepassten Immunabwehr gezielt bekämpft. Dabei übernehmen vor allem T-Zellen und B-Zellen eine enorme Rolle ein. Die T-Zellen können anhand ihrer Oberfläche fremde Proteine erkennen und zerstöre mithilfe von Makrophagen Krebszellen oder diejenigen Körperzellen, in denen sich die Viren oder Bakterien vermehren. Die Makrophagen bekämpfen die Krankheitserreger, indem sie sie fressen und in Lysosomen verdauen. Übrigbleibende Peptidstücke werden dann so verändert, dass die T-Zelle sowohl das antigen Peptid als auch das körpereigene MHC-Molekül erkennen kann (Vgl. Gulbins & Lang, 2005, S. 542-543).

Das erworbene Immunsystem lernt mit der Zeit viele verschiedene Erreger kennen und speichert dann die speziellen Eigenschaften dazu ab. So kann das Immunsystem im Fall einer erneuten Infektion mit einem bereits erkannten Erreger viel schneller und effektiver agieren. Dies wird auch als immunologisches Gedächtnis bezeichnet. Erkennen die T-Zellen einen Reiz, der als risikolos betrachtet werden kann, so wird in Zukunft keine Reaktion mehr ausgelöst, da eine sogenannte Immuntoleranz vorliegt.

## Die 4 Arten der Immunreaktion

Medizinisch können vier Arten der Immunreaktion unterschieden werden. Diese basieren auf den verschiedenen Typen von Allergien und beschreiben die spezifische Immunantwort des menschlichen Organismus.

### Typ-I: Die Sofort-Typ-Reaktion

Die Sofort-Typ-Reaktion zählt zu den häufigsten allergischen Reaktionen des Körpers und umfasst unter anderem allergische Rhinitis (allergischer Schnupfen), Konjunktivitis (Bindehautentzündung), Asthma-Symptome, Urtikaria (Ausschlag), Milbenallergie, Insektengiftallergie sowohl als Nahrungsmittelallergien. Diese ähneln sich alle in dem Punkt, dass es zu vermehrter Schleimproduktion in den Schleimhäuten kommt. Meist kommt es bei allergischen Reaktionen vom Soforttypen zu einem schweren Verlauf, der durch eine massive Histaminfreisetzung zu

einem anaphylaktischen Schock führen kann. Bei dieser Immunreaktion bildet der Körper un-
mittelbar nach Kontakt mit dem spezifischen Allergen passende Antikörper vom Typ Immun-
globulin E, auch IgE abgekürzt. Dadurch ist der Körper gegen diese Antigene sensibilisiert
(Vgl. Deutsche Lungenstiftung e.V., 2021) .

## Typ II: Die zytotoxische Reaktion über Antikörper

Dieser Typ tritt deutlich seltener auf und die Folgen sind innerhalb von Minuten oder wenigen
Stunden zu erkennen. Gekennzeichnet ist er dadurch, dass sich, bei dieser Immunreaktion, die
Antikörper gegen die Antigene auf körpereigene Zellen richten. Zu den Antigenen, die diese
Reaktion auslösen können, zählen zum Beispiel Medikamente wie Schmerzmittel, Antibiotika
oder krampflösende Mittel. Erkennt der Körper diese antigenbesetzten Zellen als fremd, werden
diese sofort vom Immunsystem vernichtet. Dies geschieht entweder durch eine antikörperver-
mittelte Immunreaktion oder durch zytoxische Killerzellen gelingt. Kommt es nach Organtrans-
plantaten zu einer Abstoßung kann dies zu einer zytotoxischen Reaktion führen. Zudem können
einige Autoimmunerkrankungen wie Glomerulonephritis eine Reaktion des Typen II auslösen
(Vgl. Deutsche Lungenstiftung e.V., 2021). Bei dieser Form von allergischen Reaktion des Immunsystems werden sogenannte Abwehrzellen, oder auch Fresszellen genannt, angelockt. Dies
geschieht durch die Anbindung der Antikörper an die Zellen, weshalb größere Einheiten entstehen. Die Funktion der Fresszellen ist es die eingedrungenen Zellen einzuverleiben, zu verdauen oder anderweitig zu beseitigen. Allerdings kann dies durch die erhebliche Größe der
entstandenen Einheiten nicht gelingen. Stattdessen schicken diese dann Enzyme, um die ver-
meintlichen Eindringlinge aufzulösen. Diese Enzyme greifen dann jedoch fatalerweise die kör-
pereigenen Zellen an, was zu weitreichenden Schädigungen führt, was auch gesunde Gewebe
betrifft (Vgl. Deutsche Lungenstiftung e.V., 2021 & Lecturio, 2021).

## Typ-III: Die Immunkomplex-Reaktion/ Immunkomplex-Bildung

Die Immunkomplex-Bindung betrifft besonders bestimmte Berufsgruppen aus dem landwirt-
schaftlichen Sektor, aber auch Taubenzüchter, leiden häufig darunter. Diese allergischen

Reaktionen können bereits binnen Stunden oder Tagen aber auch erst nach Monaten nach der Allergen-Einwirkung auftreten. Durch derartige Reaktionen können Krankheiten wie Glomerulonephritis bei SLE, kutane Arthusreaktion oder allergische Alveolitis hervorgerufen werden (Vgl. Deutsche Lungenstiftung e.V., 2021 & Lecturio, 2021). Ähnlich wie bei Typ II kommt es dazu, dass die Antikörper und Allergene miteinander „verkleben". Allerdings sind die Antigene als bei Typ III frei löslich, im Gegensatz zu Typ II und befinden sich somit nicht auf der Oberfläche körpereigener Zellen. Bei der Bindung der Antikörper an die Antigene entstehen größere Einheiten, welche als Immunkomplexe bezeichnet werden. Die Funktion der angelockten Abwehrzellen besteht darin, diese Komplexe mithilfe von Enzymen aufzulösen. Teilweise gelingt dies jedoch nicht und die Komplexe können sich in Organen oder an Gelenken ablagern, wo sie dann Entzündungen hervorrufen. Außerdem werden neben den Abwehrzellen auch Thrombozyten angelockt, die vermehrt in das Entzündungsgebiet gelangen. Lagern sich die Thrombozyten an die Immunkomplexe an, entstehen feinste Blutgerinnsel, auch Mikrothromben genannt. Dadurch kann es zu Verstopfungen der Blutgerinnsel kommen, was zum Absterben, der von der Versorgung abgeschnittenen Gewebe, führt und im schlimmsten Fall mit dem Verlust eines Organs enden kann. Als Ursache für die Typ-III-Reaktion zählen chronische Infektionen, Autoimmunprozesse sowie bestimmte Umweltgifte wie Schimmelpilze oder Taubenantigene (Vgl. Deutsche Lungenstiftung e.V., 2021).

**Typ-IV: Die Zelluläre Immunantwort**

Die zelluläre Immunantwort, teilweise auch als zellvermittelte Reaktion bekannt, ist die Immunreaktion vom Spättyp. Sie tritt erst nach 24-72 Stunden nach Kontakt mit dem Antigen auf und betrifft hauptsächlich die Haut. Ein klassisches Beispiel dafür ist die Nickel-Allergie, die oft mit einer Berufsunfähigkeit einhergeht. Häufig entwickeln sich Allergien dieses Typs unbemerkt über Jahre, lösen dann jedoch plötzlich sehr heftige Immunreaktionen aus. Die T-Lymphozyten greifen, gemeinsam mit Helferzellen, die eingedrungenen Fremdkörper direkt an (Vgl. Deutsche Lungenstiftung e.V., 2021 & Lecturio, 2021). Da Antikörper keine Rolle bei dieser Immunreaktion spielen, wird von einer zellvermittelten Reaktion gesprochen. Die T-Lymphozyten setzen Lympohokine als Mediatoren ein, welche eine entzündungsfördernde Wirkung besitzen. Außerdem werden Fresszellen angelockt, die dann zellschädigende Enzyme freisetzen. All dies führt letztendlich dazu, dass die körperfremde Substanz zwar eliminiert wird, es jedoch auch zu einer verstärkten und heftigen allergischen Reaktion kommt (Vgl. Deutsche Lungenstiftung e.V., 2021).

## Anaphylaktischer Schock

Ein Anaphylaktischer Schock ist die gravierendste Auswirkung einer Allergie. Der Name Anaphylaxie stammt aus dem Griechischen und bedeutet so viel wie „Gegenteil der Beschützung". Sie beschreibt somit also das Gegenteil der Immunisierung. Die anaphylaktische Reaktion ist eine immunologische Sofortreaktion, des Typ I (Vgl. Thamm, 2018, S. 85). Im medizinischen Zusammenhang wurde der Begriff Anaphylaxie in 1902, von den französischen Forschern Charles Richet und Paul Portier geprägt. Diese versuchten, in ihren Experimenten, Hunde immun gegen das Gift des Samtanemonenfisches zu machen. Die Forscher verabreichten den Hunden das Gift und schauten, welche Hunde die erste Runde überlebten. In der zweiten Runde, gaben sie dann den Hunden, die überlebt hatten, das Gift erneut. Ihre Hoffnung war es, dass der Organismus der Hunde nun einen Immunisierungsprozess einleiten würde. Dies war jedoch nicht der Fall und die Tiere starben alle an einem anaphylaktischen Schock (Ring & Brockow, 2006), S.529). Dieses neuartige Phänomen benannten sie dann unter dem griechischen Terminus Anaphylaxie.

Die Prävalenz des anaphylaktischen Schocks wird auf circa 8–10/100.000 Einwohner/Jahr geschätzt. Wobei die Häufigkeit der tödlich endenden Anaphylaxien mit 1:10.000 angegeben wird (Vgl. Ring & Brockow, 2006, S. 530).

Die anaphylaktische Reaktion hat ihren Ursprung in der Antigen-Antikörper-Reaktion. Das Antigen, was in den Körper eingedrungen ist, wird beim Erstkontakt direkt identifiziert und mit entsprechenden Antikörpern bekämpft. Wie bei allen Typ I Reaktionen werden nach Kontakt mit dem Allergen Mastzellen und Granulozyten aktiviert, worauf der Organismus dann entzündungsfördernde Botenstoffe ausschüttet. Als eine der wichtigsten Mediatorsubstanzen gilt das Histamin. Zudem werden aber auch weiter Botenstoffe wie Tryptase, Chymase und Zykotine freigesetzt, die in der Endphase der Reaktionskette zu Mikrozirkulationsstörungen, Abnahme der Durchblutung und des Kappilardrucks und dann letztendlich zum Schock führen (Vgl. Ring & Brockow, 2006, S. 530).

Die Auslöser des anaphylaktischen Schocks sind sehr vielfältig und reichen von Insektenstichen über Nahrungsmittelallergien bis hin zu bestimmten Medikamenten. Zu diesen Medikamenten zählen unter anderem Antibiotika, leichte Schmerzmittel, Lokale Betäubungsmittel,

Röntgenkontrastmittel, Magensäuremittel und Bluthochdruck- und Herzmedikamente (Vgl. Allergieinformationsdienst, 2018). Bei Kindern gehören besonders Baum- und Erdnüsse, Hühnerei und Kuhmilch zu den häufigsten Auslösern. Teilweise kann ein anaphylaktischer Schock auch in manchen Fällen durch eine Kombination von Allergenkontakt und belastenden Begleitumständen wie körperliche Anstrengung, Alkohol, Stress oder akute Infekte ausgelöst werden. Zu den Symptomen der Anaphylaxie zählen Juckreiz, Hautausschlag und Schwellungen. Zudem treten Beschwerden im Magen-Darm-Trakt auf, die sich in Form von Übelkeit, Erbrechen und Krämpfen äußern. Die Atemwege werden ebenfalls beschädigt und es kann zu einer laufenden Nase, Heiserkeit, Kehlkopfschwellungen sowie Blausucht kommen. Auch ein hoher Puls, niedriger Blutdruck und Bewusstlosigkeit sind Symptome eines anaphylaktischen Schocks. Eine akute Anaphylaxie kann in Extremfällen zu Atemstillstand und Kreislaufstillstand führen (Vgl. Allergieinformationsdienst, 2018).

## Fazit

Der menschliche Körper weist eine Vielzahl von verschiedenen Immunreaktionen auf, um jegliche potenzielle Bedrohungen wie Fremdkörper oder andere Eindringlinge so früh wie möglich zu erkennen und daraufhin mit verschiedenen Taktiken zu bekämpfen. Die verschiedenen Zellen, Gewebe und Organe müssen bei diesen Reaktionen zusammenarbeiten und als ein komplexes System funktionieren. Der Körper versucht bei einem erneuten Angriff von einem zuvor bekämpften Fremdkörper diesen direkt zu identifizieren und so schnell wie möglich mit der vorher verwendeten Taktik zu eliminieren. Teilweise kommt es jedoch zu einer Überreaktion des Immunsystems was meist zu Schäden des Gewebes führt. Bei starken Immunreaktionen können Organschäden entstehen und Schocks können sogar tödlich enden. Es kann insgesamt zwischen 4 Arten der Immunreaktion unterschieden werden. Dazu gehören die *Sofort-Typ-Reaktion*, *zytotoxische Reaktion über Antikörper*, *Immunkomplex-Reaktion/ Immunkomplex-Bildung* und die *Zelluläre Immunantwort*. Als ein Sonderfall der allergischen Reaktion gilt der anaphylaktische Schock. Dieser entsteht aus einer immensen Freisetzung des entzündungsfördernden Botenstoff Histamin. Eine anaphylaktische Reaktion endet in 1:10000 Fällen tödlich.

# Literaturverzeichnis

Bartels, A., Zeki, S. (2003): The neural correlates of maternal and romantic love. Neuroimage, 21 (3): 1155-1166.

Bierbach E. (2013): Naturheilpraxis Heute. Lehrbuch und Atlas (5. Aufl.). Elsevier GmbH: München.

Bilsing, A.; Börstler A., Dietze J.; Firtzlaff, K.-H. et al. (2018): In: Probst, W.; Schuchardt, P. (Hrsg.), Basiswissen Schule - Biologie (4. Aufl.), Bibliographisches Institut Duden: Berlin.

Bochner BS, Lichtenstein LM (1991): Anaphylaxis. N Engl J Med 324: 81–88

Davies A. & Moores C. (2017): Organsysteme verstehen. Atmungssystem. Integrative Grundlagen und Fälle. Elsevier GmbH: München.

F.-J. Kretz et al. (2016): Anästhesie, Intensivmedizin, Notfallmedizin, Schmerztherapie, Springer-Verlag: Berlin, Heidelberg

Gulbins, E.; Lang, K. S. (2005): Immunsystem. In: Schmidt, R. F.; Lang, F. : Thews, G. (Hrsg.). Physiologie des Menschen mit Pathophysiologie. Springer: Berlin, Heidelberg.

Jacko, T; Wunderl, M.; Tharmaratnam, G.; Schebler, K.; Hossfeld, B; Gässler, H.: Der Notarzt (2021): Die vier Schockformen – Teil 4: distributiver Schock, 37(01): 47-57 DOI: 10.1055/a-1272-7727.

Klumbies E. (2011): Psychoneuroendokrinologie. In: Schiepek, G.: Neurobiologie der Psychotherapie (2. Aufl.). Schattauer GmbH: Stuttgart.

Prof. Dr. Ahmed A. Karim (2015): Studienbrief SRH Fernhochschule – The Mobile University: Biologische Psychologie, Titel-Nr. 1184-0.

Ring, J., Brockow, K. (2006): Anaphylaxie und anaphylaktischer Schock. *Notfall Rettungsmed* 9, 529–534. https://doi.org/10.1007/s10049-006-0847-6

Schweitzer R. (2018): Endokrinologie mit Stoffwechsel (3. Aufl.). Elsevier GmbH: München.

Schweitzer R. (2018): Herz-Kreislauf-System (3. Aufl.). Elsevier GmbH: München.

Spornitz (2002): Anatomie und Physiologie. Lehrbuch und Atlas für Pflege- und Gesundheitsberufe. Springer-Verlag: Berlin Heidelberg.

Thamm A. (2018): Infektion und Abwehr. In: Flake F. & Dönitz S. (Hrsg.): Mensch. Körper. Krankheit für den Rettungsdienst (2. Aufl.). Elsevier GmbH: München.

Wüthrich B, Ballmer-Weber BK (2001): Food-induced anaphylaxis. Allergy [Suppl 67] 56: 102–104.

# Internetquellen

Adam M. (2019): Kreislaufschock – Ursachen, Erste Hilfe und Behandlung, https://www.heil-praxisnet.de/symptome/kreislaufschock-ursachen-erste-hilfe-und-behandlung/ , (zuletzt geöffnet: 20.04.2021)

Allergieinformationsdienst, Prof. Dr. Regina Treudler (2018), https://www.allergieinformati-onsdienst.de/krankheitsbilder/anaphylaxie/grundlagen.html (zuletzt geöffnet: 13.05.2021)

Berufsverband Deutscher Internisten e.V. (2020): Aufbau & Funktion des Blutkreislaufs. Herz & Blutgefäße, https://www.internisten-im-netz.de/fachgebiete/%20herz-kreis-lauf/aufbau-funktion-des-blutkreislaufs/herz-blutgefaesse.html (zuletzt geöffnet: 14.04.2021).

Blutdruckexperten (2021): https://www.blutdruck-experte.de/blutdruck/herz-kreislauf-system (zuletzt geöffnet: 13.05.2021)

Deutsche Lungenstiftung e.V. (2021): Immunologische Einteilung, https://www.lun-genaerzte-im-netz.de/krankheiten/allergien-allgemein/verschiedene-allergietypen/immu-nologische-einteilung/ (zuletzt geöffnet: 08.05.2021)

Dr. Alexandra Kirsten (2013): Hyperparathyreoidismus (HPT). Apotheken Umschau, https://www.apotheken-umschau.de/krankheiten-symptome/hyperparathyreoidismus-hpt-743347.html (zuletzt geöffnet: 10.03.2021)

Grosser & Schrör (2019): Schock, https://www.netdoktor.de/symptome/schock/ (zuletzt ge-öffnet: 20.04.2021)

Lecturio (2021): Wenn die Immunabwehr schiefläuft, https://www.lecturio.de/magazin/ueber-empfindlichkeitsreaktionen/ (zuletzt geöffnet: 08.05.2021)

Standl T., Annecke T., Cascorbi I., Heller A. R., Sabashnikov A., Tesek W. (2018): Nomen-klatur, Definition und Differenzierung der Schockformen, https://www.aerzteblatt.de/ar-chiv/202261/Nomenklatur-Definition-und-Differenzierung-der-Schock-formen, (zuletzt geöffnet: 27.04.2021)

123RF: Vector - Male endocrine system. Human anatomy. Human silhouette with detailed in-ternal organs, https://www.123rf.com/photo_83045014_stock-vector-male-endocrine-sys-tem-human-anatomy-human-silhouette-with-detailed-internal-organs-vector-il-lustrati.html (zuletzt geöffnet: 13.05.2021).

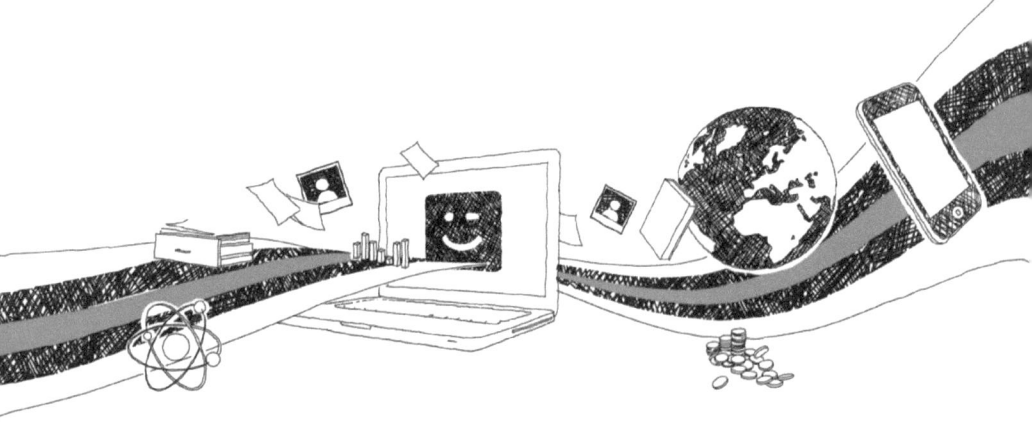
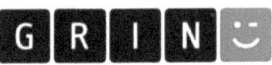